Le Diete Chetogeniche

*Ricettario con ricette per bruciare il
grasso e la perdita di peso permanente*

Ariana Russo

I0423575

TERMINI& CONDIZIONI

accusato di nessun incidente, che sia personale o commerciale, derivante da una personale interpretazione delle informazioni fornite nel testo. I lettori sono invitati a chiedere il parere di persone esperte, qualora richiesto. I consigli che trovate in questo libro non intendono in alcun modo sostituire il parere del medico

SOMMARIO

Capitolo 1 – La dieta chetogenica

Questo ricettario è perfetto per chi ha voglia di provare una dieta chetogenica. Ci sono sicuramente tanti altri libri a riguardo, grossi volumi pieni di dettagli tediosi. Questo ricettario, semplice ed essenziale, è ciò che fa al caso vostro.

COOL KETO smoothie con fragole e nocciole.

Di solito stavo in cucina mentre il mio cuoco preparava questa ricetta. Una volta , guardandolo mentre la eseguiva , ho capito il suo trucco. Ma nel tempo l'ho migliorata adattandola al mio stile.

Ingredienti:

- 1/2 o 1 tazza di fragole
- 16 pezzi di noci a metà (8 noci)
- 120-150 gr. tofu duro a cubetti
- 1 tazza latte di mandorla non zuccherato

Cosa dovete fare:

1. Preparate tutti gli ingredienti.
2. Unite il latte di mandorla, il tofu, le fragole, le noci e i cubetti di ghiaccio in un frullatore.
3. Frullate fino a quando il composto diventerà cremoso.
4. Godetevi l'aroma e servite.

Gamberetti "l'acquolina in bocca"

Ingredienti:

- Da metà a 1 cucchiaino intero zenzero in polvere
- Una o due cucchiai olio di oliva
- Una o due cucchiaini cumino macinato
- 2- 3 cucchiaini paprika
- mezzo kilo di gamberetti, puliti
- 2- 3 cucchiaini succo di limone
- 2 spicchi d'aglio,tritato
- una punta di cayenne per assaporare

Procedimento:

1. Preparate tutti gli ingredienti.
2. Coprite una padella antiaderente con spray di cottura e mettetela su fiamma alta.
3. Quando inizia a sfrigolare,aggiungete un pò di olio di oliva e poi i gamberetti.
4. Friggere i gamberetti girandoli fino a quando diventeranno rosa.
5. Una cosa resta da fare.
6. Usando una frusta mescolate tutti gli altri ingredienti,aggiungendol i in padella e continuate

a cuocere per qualche minuto.

7.   Ora il piatto può essere servito.

Quantità: 3 porzioni

Ragù in stile keto

Ingredienti:

- Due o tre foglie di cavolo riccio
- 1-2 cucchiai di pepe di cayenne
- 300 gr carne macinata
- 1/2 tazza broccoli
- Mezzo peperone rosso
- 1 o 2 cucchiai olio di cocco
- 1 - 2 cucchiai di spezie per cibo cinese
- 5 funghi marroni di grandezza media
- Mezza cipolla spaniola(o una rossa), grandezza media

Come si prepara:

1. Preparate tutti gli ingredienti sul piano di lavoro.
2. Tagliate il cavolo, le cipolle, i peperoni , i funghi e i broccoli.
3. Riscaldate l'olio di cocco in una padella a fuoco medio-alto.
4. Dopo tre minuti,unite tutti gli ingredienti tagliati. Cucinate per circa 4 minuti e poi abbassate la fiamma continuando a mescolare.
5. Aspettate ancora 3 minuti e aggiungete la carne macinata con il resto delle spezie.

6. Cosa resta da fare? mangiare!

7. Per circa 10 minuti, lasciate cuocere la carne fino a quando avrà un colorito bruno. Non dimenticate di coprire la padella per avere un risultato migliore.

8. In pochi minuti la cena sarà pronta.

Couscous interessante

Sei fortunato. Vuoi sapere perché? Condivido con te una delle mie ricette migliori.

Ingredienti:

- un spicchio d'aglio, schiacciato
- Zenzero fresco (1 o 2 cucchiai) tagliato finemente
- Uvetta dorata 1-2 cucchiai
- Brodo vegetale (2 tazze)
- Cumino in polvere (1 a 2 cucchiaini)

- Peperone rosso (1/4 tazza), tagliato a fette sottili
- Olio di oliva (2 a 3 cucchiai)
- Succo fresco di limone (1-2 cucchiai)
- Mirtili rossi secchi (2-3 cucchiai)
- Albicocche secche(1/4 tazza), a fette
- Mandorle a fette (1/4 tazza),
- Cipollotti, tagliati a listarelle (1/4 tazza)
- Couscous integrale (1 tazza)
- Sale (1 cucchiaino)

Consiglio

1. Preparate tutti gli ingredienti.

2. Scaldate l'olio in una padella e fatte bollire il brodo vegetale.

3. Aggiungete il couscous, il cumino, l'uvetta , il sale e mescolate bene.

4. Coprite la padella e toglietela dal fuoco.

5. Lasciate riposare per circa 5 minuti fino a quando il couscous diventa morbido.

6. Togliete il coperchio e mescolate utilizzando una forchetta per renderlo più soffice.

7. Lasciate raffreddare per 8 minuti.

8. Adesso si può procedere con il passaggio più importante.

9. Scaldate l'olio di oliva in una pentola e tostate le mandorle fino a quando diventano dorate.

10. Unite i cipollotti, i mirtilli, lo zenzero, menta, le mandorle, i peperoni, il succo di limone e l'aglio e mescolate bene.

11. Servite e godete.

12. Mangiate tutto.

Uova e pesto

Ingredienti:

- uno o due cucchiai burro o burro chiarificato
- Pepe nero appena macinato
- Una o due cucchiai pesto
- Sale
- 3 uova bio grandi
- Due o tre cucchiai panna o latte di cocco intero

Come si prepara:

1. In una ciotola, rompete le uova, aggiungete il pepe e mescolate bene.

2. Adesso in una pentola, sciogliere il burro e aggiungerlo le uova. Accendete la fiamma.

3. Con una frusta, mescolate costantemente per rendere le uova più cremose. Unite il pesto , continuando a mescolare.

Spegnete la fiamma e aggiungete la panna. Impiattate, completando con pezzi di avocado.

Frittata pazzesca con bacon

Ingredienti:

- Sale
- Pepe
- Due steli di erba cipollina
- 35 grammi di formaggio cheddar
- 2 fette di pancetta, già cotte
- 2 uova grandi
- Uno o due cucchiaini di grasso lasciato dalla pancetta

Procedimento:

1. Preparate tutti gli ingredienti.

2. Tritate il formaggio. Tagliate anche l'erba cipollina.

3. Dovete cuocere prima la pancetta.

4. Riscaldate la padella a fuoco medio-basso. Aggiungete il grasso lasciato della pancetta, unite le uova,un po di pepe, l'erba cipollina e un pizzico di sale.

5. Ora segue la cosa più importante.

6. Quando le uova iniziano a cuocere, posate la pancetta al centro. Continuate la cottura per 20 secondi

spegnendo in seguito la fiamma.

7. Aggiungete il formaggio grattugiato sopra la pancetta.

8. Piegate due bordi della frittata. Aspettate che il formaggio si scioglie in tal modo che le pieghe della frittata rimangono incollate.

9. Piegate gli altri 2 bordi e riscaldatela un po.

10. Quando sarà abbastanza calda, servitela.

11. Mangiate tutto.

Ricetta di pancake giganti con mirtilli e Cheddar

Questa è una delle migliori ricette. Non date questa ricetta a chiunque. Si tratta di una ricetta segreta. I grandi chef non vogliono che si sappia. Ora, cosa state aspettando? La super ricetta è proprio qui sotto!! Imparatela a memoria.

Ingredienti

- 1/2 cucchiaino (1 pizzico) di cannella
- 2 Albumi

- 1/4 o 1/2 cucchiaino (1.25-2.25g.) di bicarbonato di sodio
- 3/4 tazza (95g.) di formaggio cheddar
- 1/2 tazza (120g./120 ml) di latticello
- 1/2 o 1 cucchiaino (3-5g.) di scorza di limone
- 1/2 tazza (65g.) di farina per dolci
- Olio spray da cucina (non appiccicoso)
- 1/4 tazza (30g.) di farina integrale 1 pizzico di sale
- 1 o 2 cucchiaini (5-9g.) di zucchero
- 2 cucchiaini (12g.) di lievito

- 1/4 tazza (60 ml/60g.)di salsa di mele

Procedimento

1. Riunite insieme tutti gli ingredienti.
1. Riscaldate la piastra dei pancake a fuoco medio alto.
2. Miscelate insieme il lievito, lo zucchero, il sale, la farina, il bicarbonato e la cannella in una ciotola.
3. Inoltre mescolate insieme la salsa di mele, la scorza, il formaggio e il latticello in un'altra ciotola.

4. Ora unite tutti gli ingredienti e mescolate dolcemente.

5. Successivamente dovete mettere il composto da parte e procedere al passaggio successivo.

6. Montate gli albumi finché non diventino soffici e quindi uniteli al composto di cui sopra.

7. Ungete la piastra dei pancake con l'olio spray da cucina e versate il composto per cuocerlo fino a quanto diventa dorato.

8. Girate e cuocete dall'altra parte fino al momento di servire.

Frappè super fantastico

Questo è un fantastico frappé. Lo preparavo per i miei amici e a loro piaceva. Ho anche vinto un concorso locale con questa semplice ricetta.

Ingredienti

- 3-4 cucchiaini (7-10g.) di cacao in polvere
- Cubetti di ghiaccio
- 1/4-1/2 cucchiaino (1 pizzico) di vaniglia
- Una barbabietola
- 1/2 a 1 tazza (65g./65ml) di panna montata

- 18 gocce di liquido concentrato Stevia
- 2 a 3 tazze (485 - 725g./485-725ml) di latte di cocco
- 1/2 Avocado

Come preparare

1. Riunite insieme tutti gli ingredienti.
2. Mettere tutti gli ingredienti in un miscelatore e mescolare fino a quando il composto non diventi del tutto liscio.
3. Sentite l'odore dell'aroma e servite.

Porzioni: 2-3

Tempo di preparazione: sei
minuti

Tris di pancetta affumicata, spinaci ed avocado

Ingredienti:

- 2 tazze (60g.) di spinaci freschi o qualsiasi verdura come lattuga o bietole
- 1-2 cucchiai (15-30g.) di maionese fatta in casa
- 1 avocado (200g.) condito con sale rosa dell'Himalaya
- 2 fette sottili di pancetta senza conservanti
- 1-2 cucchiai (15-30g.) di senape di Digione

Procedimento

1. Riunite insieme tutti gli ingredienti.

2. Mettete tutti gli alimenti nel piatto da portata e godetevi un pranzo salutare.

3. Sentite il profumo e servite.

PIATTO CALDO DI SALMONE ARROSTITO CON POMODORO E FUNGHI PORTOBELLO

Ma vi siete mai chiesti qual è il segreto dei cuochi per preparare il cibo in maniera deliziosa? Bene la risposta è la ricetta suprema che essi impiegano. Questa è la più delicata ed inequivocabile ricetta che abbia mai conosciuto. È una delle ricette più rare.

Ingredienti.

- 220 g. di filetto di salmone, in 2 parti

approssimativamente di identica forma.

- 3-4 cucchiaini (15-20ml/15-20g.) di olio d'oliva, divisi.
- 2-3 cucchiai (7-10g.) di pomodori secchi tritati.
- 2 - 3 cucchiai (30-45ml/30-45g.) di acqua bollente.
- 1-2 cucchiaini (2-3g.) di prezzemolo fresco tritato.
- 1/4 tazza (60g.) di funghi affettati — portobello, affettati a pezzettini.
- 35g. di provolone, affettato.

Procedimento

1. Riunite insieme tutti gli ingredienti.

2. Preriscaldate il forno a 175° C.

3. Versate l'acqua bollente sopra i vostri pomodori secchi tritati.

4. Poneteli su un piano e nel frattempo utilizzate un coltello appuntito per togliere le squame e la pelle dal vostro salmone.

5. Ricoprite una piccola padella da cucina con spray antiaderente ed aggiungete 2 cucchiaini di olio d'oliva. Fate saltare in padella i funghi finché non

diventano morbidi e dorati.

6. Adesso adagiate i filetti di salmone su una placca da forno sulla quale avete spruzzato dell'olio spray da cucina o rivestitela con della stagnola antiaderente.

7. Adagiate il provolone sul filetto di salmone.

8. Drenare l'acqua in eccesso dai pomodori, e fatene uno strato.

9. Poi mettete in alto i funghi.

10. Ora posate il secondo pezzo di salmone da condire.

11. Bucate con alcuni stuzzicadenti o anche con degli spiedini per creare degli strati tra di loro.

12. Ora solo una cosa resta da fare.

13. Utilizzate un pennello per spennellare il salmone con l'ultimo cucchiaino di olio d'oliva.

14. Spruzzate sopra il prezzemolo.

15. Questo è il momento di infornare per ventidue-trenta minuti.

16. Tagliate a metà gli strati e adesso potete servire.

Quantità: 2-3 porzioni.

Omelette ripiena con salsa fantasia chetogenica.

Ingredienti:

- Tre fette di pancetta

- 3 cipollotti affettati finemente

- 110 g. di formaggio tagliuzzato Monterey Jack

- 2 – 3 cucchiai (8-12g.) di coriandolo tritato

- 1 - 2 cucchiai (15-30ml/15-35g.) di succo di lime.

- 1 pomodoro medio tagliuzzato

- 4 uova grandi

- 1/2 - 1 cucchiaino circa (3-4g.) di peperoncino jalapeño con i semi e finemente tagliuzato.

- 1/2 avocado Hass, affettato.

- 2-3 cucchiai (30-45ml/30-45g.) d'acqua.

- 1-2 cucchiai (15-35g.) di burro non salato.

Procedimento:

1. Riunire insieme tutti gli ingredienti.

2. Preparazione della salsa: mescolate il pomodoro, il

jalapeño, i cipollotti, il coriandolo e il succo del lime.

3. Ora bisogna aggiungere sale e pepe. .

4. Ora in una ciotola di medie o grandi dimensioni sbattete le uova insieme all'acqua e subito aggiungete Un po 'di sale e pepe.

5. Ora potete procedere con il seguente passaggio, il più importante.

6. Iniziate a cuocere la pancetta, la sbriciolate e la mettete via.

7. Fate sciogliere metà del burro a fiamma media e unite metà del composto di uova.

8. Stendete il composto di uova in modo uniforme nella padella e fate cuocere per 3 minuti, fino a quando non sia quasi cotto.

9. Su un lato della frittata, ora bisogna aggiungere metà

della pancetta, dell'avocado e del formaggio.

10.   Continuate la cottura per tre minuti.

11.   Piegate la frittata e mettere su un piatto.

12.   Tenete in caldo.

13.   Resta da fare una cosa.

14.   Ripetere la ricetta con gli ingredienti rimasti.

15.   Servite con la salsa precedentemente preparata.

Colazione veloce chetogenica con cavolfiore.

Ingredienti:

- 1/2-1 cucchiaino (1-2g.) di cipolla in polvere

- 1 - 1/2 tazza (100-50g.) di cavolfiore crudo grattugiato

- 3-4 cucchiai (9-12g.) di erba cipollina tagliuzzata

- 1/2 tazza (60g.) di formaggio Cheddar

- 1/2 - 1 tazza (50-100g.) di mozzarella

- 1/4 di tazza(50g.) di Parmigiano-Reggiano

- Sale e pepe q.b.

- 3 uova grandi

- 1/2 - 1 cucchiaino (2-3g.) di aglio in polvere

- 1/4 - 1 cucchiaino (1-2g.) di peperoncino rosso macinato

Procedimento

1. Riunite insieme tutti gli ingredienti.

2. Affettate il cavolfiore a pezzettini.

3. Utilizzando l'accessorio grattugia di un robot da cucina.

4. Ora possiamo procedere con il passaggio più importante, quello successivo.

5. Quindi, mettete il formaggio nella grattuggia.

6. Unite le uova, le spezie e mescolate insieme.

7. Ora versare metà della miscela all'interno di una piastra per waffle, cuocete e girate.

8. Rimuovete dalla piastra per waffel e ripetete con il resto della miscela.

9. Condite con il condimento che preferite

10.   Sentite il profumo e servite.

Torta di Mele Veloce

Ok, la faccio più veloce possibile.

Ingredienti

- 1-3 cucchiaini di cannella
- da 1/4 a 1 tazza di zucchero di canna
- da 1/2 a 1 tazza d'acqua
- 1/2 a 1 cucchiaino di noce moscata
- 1 cucchiaio e mezzo di sciroppo d'acero
- 4-5 cucchiai e mezzo di burro
- 5-6 mele medie/grandi, senza torsolo e a fette
- da 3/4 a 1 tazza di cereali
- succo di limone

Istruzioni

1. Radunate tutti gli ingredienti.
2. Sciogliete i burro e mescolate con i cereali e lo zucchero di canna.
3. Ora possiamo passare alla fase successiva, quella più importante.
4. Mescolate lo sciroppo d'acero, le mele, le spezie e l'acqua.
5. Ci siamo quasi; rimane una cosa da fare ora.
6. Fate uno strato con le mele sul fondo della vostra pentola a pressione e poi versate il composto di burro e cereali sopra, aiutandovi con un cucchiaio.
7. Cuocete ad alta temperatura per 10 minuti.
8. Annusate il profumo e servite.

1.
Informazioni Nutrizionali

Calorie: 160

Grassi totali: 10 grammi

Carboidrati: 12 grammi

Proteine: 2 grammi

Frittata con Pancetta, Erba Cipollina e Cheddar

Fate frizzare le vostre papille gustative..

Ingredienti

- da 30 a 55 gr di formaggio cheddar
- Sale
- 1¾ - 2 mazzetti di erba cipollina
- 1 fetta e ½ -2 fette e ½ di pancetta cotta
- Pepe
- da 2 a 3 grosse uova
- 1/2 cucchiaino di grasso di pancetta

Preparazione

1 Radunate tutti gli ingredienti.

2 Scaldate una padella a fuoco medio-basso e aggiungete attentamente il grasso di pancetta.

3 Una volta scaldato, aggiungete le uova, poi condite con sale, pepe ed erba cipollina.

4 Rimane una cosa da fare ora.

5 Mettete la pancetta al centro delle uova quando iniziano ad avere un bordo ben definito.

6 Cuocete per 35 secondi, poi spegnete il fornello.

7 Aggiungete il formaggio sopra la pancetta, poi piegate i lati verso l'interno. Girate e scaldate l'altro lato.

8 Annusate il profumo e servite.

Gelato al Cioccolato Unico (Vegano)

Unico in tutti i sensi.

Ingredienti

- Stevia francese liquida alla vaniglia
- ½ -1 tazza di panna acida
- da ½ a 1 fragola
- ½ cucchiaio di noci pecan tritate

Istruzioni

1 Radunate tutti gli ingredienti.
2 Mescolate le noci di pecan tritate in una padella piccola/media a fuoco medio-basso per alcuni minuti; questo le renderà più croccanti.

3 Ok, questa è una fase importante.

4 Togliete dal fornello la padella.

5 Addolcite la panna acida con la stevia liquida francese alla vaniglia in una ciotola piccola o media.

6 Rimane una cosa da fare ora.

7 Mescolate fino ad addolcire uniformemente.

8 Affettate la fragola. Mettete in cima al composto le noci pecan e la fragola per decorarlo.

9 Infine, godetevi il risultato!!

Potrei mangiarlo di continuo!!

Hummus del Guerriero Silenzioso

Colui che si tiene lontano dalle luci della ribalta è il vero guerriero...

Cosa vi serve:

- da ½ a 1 cucchiaio di Lime
- Coriandolo
- da 1 a 2 cucchiaini di formaggio Philadelphia
- Da 1 a 2 bicchieri di verdure liofilizzate
- 1-2 filetti di Mahi
- 1-3 cucchiai di Hummus
- Sale
- Pepe

Preparazione

1 Radunate tutti gli ingredienti.

2 Mettete le verdure nel cestello e il Mahi nel contenitore sopra di esso.
3 Ora possiamo passare alla fase successiva e la più importante.
4 Aggiungete lime, sale, coriandolo e pepe.
5 Rimane una cosa da fare ora.
6 Impostate la vostra vaporiera a 30 minuti.
7 Impiattate e versate sopra il formaggio e a lato l'hummus.
8 Annusate il profumo e servite.

Tempo di preparazione: da 4 a 5 minuti

Tempo di cottura: da 12 a 13 minuti

Porzioni: 1-3

Cucinatelo e non ve ne pentirete!!

Carbonara alla Zucca

Realizzate i vostri sogni!!

Cosa vi serve:

- 140-150 g di pancetta
- Sale
- ½ - 1 cucchiaino di salvia essiccata
- da ¾ a 1 confezione di spaghettini shirataki
- da 2 cucchiai e ½ a 4 di purea di zucca
- da 1 cucchiaio e 3/4 a 2 e ½ di burro
- Pepe
- 1/3 di tazza di formaggio parmigiano
- 2-3 grossi tuorli d'uovo
- da ¼ a 1 tazza di panna

Preparazione

1 Radunate tutti gli ingredienti.

2 Lavate gli spaghetti con acqua calda per circa 5 minuti.

3 Asciugateli, poi metteteli da una parte.

4 Ok, questa fase è molto importante.

5 Tagliate la pancetta e scottatela.

6 Toglietela dalla padella e tenete il grasso.

7 In una piccola pentola mettete il burro. Quando inizia a dorarsi, aggiungete la purea di zucca e la salvia.

8 Mescolate il grasso della pancetta e la panna alla salsa.

9 Aggiungete gli spaghettini shirataki nella padella, esattamente mentre cuocete la pancetta.

10 Alzate il fuoco del fornello e friggete per 8 minuti.

11 Ci siamo quasi; rimane una cosa da fare ora.

12 Ora dovreste aggiungere il formaggio e la salsa, poi mescolate bene.

13 Abbassate il fuoco e mescolate.

14 Aggiungete la pancetta e gli spaghettini nella salsa e mescolate. Aggiungete anche i tuorli e mescolate nuovamente.

15 Annusate il profumo e servite.

Stupenda!!

Pan bauletto King size

Vivete la vita in king size!!

Cosa vi serve:

- ½ a 1 cucchiaio di miele
- 39-40 ml di olio di semi
- 150-155 ml d'acqua
- 490-510 g di farina
- 12-14 g di lievito
- 2 – 2 cucchiaini e ½ di sale
- 95-115 ml di latte

Istruzioni

1 Iniziamo con qualcosa di semplice. Radunate tutti gli ingredienti in un posto...Suggerisco la cucina.
2 Sciogliete il lievito con acqua e latte leggermente scaldati.

3 Ora versate il composto in una piccola ciotola in cui metterete la farina.

4 Ok, questa è una fase importante.

5 Iniziate ad impastare il composto dal centro, assorbendo tutta l'acqua.

6 Aggiungete olio, miele e sale.

7 Mescolate tutti gli ingredienti fino ad ottenere una pasta soffice e omogenea.

8 Copritela e lasciatela lievitare per 2 ore.

9 Prendete il panetto e formate un rettangolo lungo, delle dimensioni di una prugna. Fate rotolare il panetto su se stesso.

10 Mettetelo in una teglia a forma di panetto ricoperta da carta da forno, fate lievitare per 1 ora.

11 Una volta lievitato, spennellatelo con il latte e cuocete in un forno preriscaldato a 175 gradi.

12 Ci siamo quasi; rimane solo una cosa da fare ora.

13 Cuocete il panbauletto per circa 30 minuti.

14 Appena uscito dal forno, spennellatelo con latte e copritelo con un pezzo di stoffa umido.

15 Lasciate raffreddare prima di tagliarlo a fette e servire.

16 Infine, godetevi il risultato!!

Cosa aspettate, mangiatelo subito!!

Gelato Elegantemente Burroso

Chi ha voglia di un gelato?

Ingredienti

- 250 ml di latte di cocco
- 25-28 gocce di stevia
- 150/200 gr di noci pecan
- 1 cucchiaino raso di gomma di xantano
- 250 ml di crema pesante
- 5 mezzi cucchiaini di burro

Preparazione

1 Sciogliere in una terrina il burro a temperatura medio-bassa fino a che non diventa di un colore ambrato

2 Aggiungere la crema pesante, le noci pecan, la stevia e mescolare finché non otterrete una crema liscia ed omogenea

3 Incorporare la gomma di xantano al latte di cocco

4 Quando il composto sarà omogeneo, aggiungere al composto burroso

5 Ci siamo quasi; manca soltanto l'ultimo passaggio!

6 Versare il composto in una gelatiera. Per ottenere la consistenza giusta per il vostro gelato, si consiglia di seguire le indicazioni riportate sulle istruzioni del vostro elettrodomestico

7 Servire dopo aver decorato il vostro gelato con delle noci pecan, a pezzi o intere.

Tempo di preparazione: 50 minuti circa

Dalle 4 alle 6 porzioni.

Unico e Fantastico!

Informazioni nutrizionali

Proteine: 0.40g

Grassi: 32.3g

Carboidrati: 1.17g

Meravigliosa Purea di Avocado

Ingredienti

- 2 cucchiai di olio d'oliva
- sale e pepe a piacere
- 2 cucchiai di coriandolo
- 3-5 limoni organici
- 1-2 avocado maturo, tagliato a dadini
- 1 spicchio d'aglio, schiacciato

Preparazione

1 Polverizzare aglio, coriandolo e limoni con un mixer elettrico
2 Quando il composto sarà polveroso, aggiungere gli avocado
3 Mettere a riposare
4 Servire freddo

Dalle 5 alle 8 porzioni

Cibo da supereroi!!

Tempo di preparazione: 16 minuti

Informazioni nutrizionali per porzione

Kcal: 117.2

Proteine: 1.2g

Carboidrati: 3.23g

Grassi: 14.13g

Epico Stufato di Salsicce

Torta da paladini!

Ingredienti

- 500 gr di cavolfiore congelato
- 220 gr di formaggio spalmabile
- 320 gr di polpa a pezzettoni
- 700 gr di salsicce di maiale

Preparazione

1 Cuocere le salsicce in una padella, possibilmente senza olio e cercando di arrostirle. Potete liberarvi del grasso con l'aiuto di un coltello

2 Lavorare con forza il formaggio spalmabile fino a renderlo duro e compatto

3 Cuocere il cavolo, scolarlo e, quando sarà raffreddato, ricavarne fettine molto sottili

4 Aggiungere la polpa a pezzettoni alle salsicce e aspettare che si cuocia

5 Aggiungere il cavolfiore, e ultimare la cottura

6 Potete servire la pietanza ricoprendo la porzione con un uovo fritto

Porzioni: 6

Il tipo di polpa a pezzettoni consigliata per questa ricetta è della linea Ro*Tel, un po' piccante grazie al gusto unico dei peperoncini verdi contenuti nella confezione. Comunque, qualsiasi altro tipo di polpa a pezzettoni può essere utilizzata.

Calorie: 378

Grassi: 31;

Proteine: 24.4g

Carboidrati: 3.28g

Fibra alimentare: 1.17g

Carboidrati netti: 3.48g

Squisitezza di Stufato di Riso

Ero a un ristorante quando ho ordinato dello stufato di riso. Me ne sono subito innamorato e ho pensato... *Non vedo l'ora di rifarlo a casa!!*

Ingredienti

- sale e pepe a piacere
- 1 cucchiaino di olio di palma
- una manciata di funghi
- mezzo litro di latte di cocco
- 230 gr di pasta di anacardi
- 110 gr di pasta di mandorle
- 2 peperoncini rossi
- 110 gr di pasta di noci
- mezzo cucchiaio di cumino

- coriandolo
- 210 gr di riso
- 4 cipolle a cubetti

Procedimento

1 Cuocere il riso e la cipolla insieme in una pentola a pressione
2 In una pentola cuocere insieme i funghi e i peperoncini, se volete con un filo d'olio, poi aggiungere il latte di cocco
3 Aspettare che si cuocia tutto e si amalgami per bene, poi aggiungere sale e pepe
4 Aggiungere al riso, nella pentola a pressione
5 Coprire e cuocere per 30 minuti circa
6 Servire caldo

Non è stato un lavoro facile farmi dare la ricetta dal cuoco del ristorante… quindi mi raccomando, provatela!

Prima Colazione da Campioni

Ingredienti

- mezzo chilo di salsicce
- 1 peperone verde a dadi
- 500 gr di mozzarella a pezzetti
- 1 cipolla a fettine
- 1 cucchiaino di aglio in polvere
- 520 ml di salsa marinara
- 360 gr di pomodorini
- 320 gr di tortellini ripieni al formaggio

Preparazione

1 Riscaldare una padella. Quando sarà calda aggiungere

le salsicce, la cipolla e il peperone

2 Cuocere a fiamma media per 10 minuti, mescolare ogni tanto affinché non si attacchi o si bruci, poi abbassare la fiamma

3 Aggiungere la salsa marinara con i pomodori tagliati a cubetti

4 Aggiungere tutte le spezie

5 Lasciar cuocere a fuoco lento. La salsa sarà pronta quando i pomodorini si romperanno all'interno del sugo. Questo procedimento richiede molto tempo, circa un'ora.

6 Quando il sugo sarà pronto, preriscaldare un forno a 150 gradi

7 Mentre il forno si riscalda, cuocere i tortellini in acqua salata e scolarli

8 Versare i tortellini nella pentola con il sugo e cuorere per altri 5-12 minuti

9 Travasare tutto in un ruoto e ricoprire con la mozzarella

10 Cuocere per 30 minuti, fino a quando la mozzarella non sarà dorata

11 Tirare fuori dal forno e lasciar raffreddare un po' prima di servire

Dalle 6 alle 7 porzioni

Solo per intenditori veri!

Niente di Meglio che Pasta

Non dimenticatevi di questa ricetta!

Ingredienti

- 3 tuorli d'uovo
- 1 cucchiaio di crema pesante
- 2 uova
- 3 cucchiai di basilico in polvere
- pepe
- 150 gr di pancetta
- 440 gr di pasta
- Parmigiano

Preparazione

1 Cuocere la pasta e metterla da parte

2 Nel frattempo, congelare la pancetta per 16 minuti e tagliarla a cubetti

3 Appogarsi a un piano cottura e rimuovere il grasso con un coltello

4 Unire le uova intere, i tuorli, il formaggio e metà del grasso. Mescolare con forza fino a quando non otterrete un composto compatto

5 Saltare in una padella la pasta con il grasso della pancetta fino a che non diventerà croccante

6 Unire la pasta alla pancetta, la salsa ottenuta in precedenza e le spezie

7 La pasta è pronta per essere servita. Servire, aggiungendo del basilico fresco in polvere dopo aver impiattato

Da 3 a 5 porzioni

Insalata di Uova

Solo per affamati veri

Ingredienti:

- 1 cucchiaino di pepe
- 5 uova sode tagliate a pezzettoni
- 3 cipolle medie a fette
- 1 cucchiaio di cumino
- 1 cucchiaino di sale
- 1 cucchiaio di coriandolo
- 1 peperone verde a cubetti
- 230 ml di maionese light
- 35 gr di salsa piccante
- 1 peperone rosso

Preparazione

1 Tritare tutti gli ingredienti tranne il peperone rosso con un frullatore, unire la

maionese e mescolare con energia

2 Svuotare il peperone rosso, privandolo di tutti i semi e imbottirlo con l'impasto

Veloce, facile e sostanzioso.